CHOLÉRA

MOYENS PRÉVENTIFS

PAR

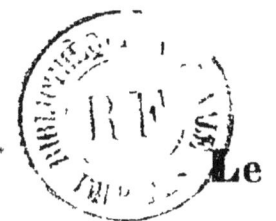Le Docteur **ALIBRAN**

Amour et charité à ceux qui souffrent.
C'est dans cette pensée que j'ai écrit ce livre.

ORLÉANS

PAUL MASSON, IMPRIMEUR

2, rue Sainte-Anne, 2

1883

NOTE DE L'ÉDITEUR

Cet opuscule n'est qu'un extrait d'un volume de 800 pages qui est sous presse. Nous en donnons le discours d'ouverture pour donner au lecteur une idée et un avant goût de l'ouvrage.

Lettre du médecin en chef de l'armée du Tyrol, à Garibaldi

Cher Général,

Le docteur Alibran, qui m'est envoyé par vous et le ministre, vient d'arriver.

J'ai apprécié les qualités scientifiques et les sentiments distingués de ce médecin, et je lui ai proposé, en le nommant d'office président, de s'entendre avec le docteur Appia, membre du comité de Gênes, et de diriger ensemble l'organisation, en union des dames bienfaitrices qui suivent l'armée d'escadres volantes, de secours pour les jours de bataille et pour les hôpitaux.

Il sera aussi chargé des épidémies cholériques ou autres, qui pourraient se produire dans l'armée.

J'espère, en agissant ainsi, avoir exécuté vos ordres et répondu à votre désir de mettre à profit la bonne volonté et les moyens distingués du docteur Alibran.

Votre,
Augusto Bertani
Député, médecin en chef de l'armée du Tyrol.

NOTE DE L'ÉDITEUR

Cet opuscule n'est qu'un extrait d'un volume de 800 pages qui est sous presse. Nous en donnons le discours d'ouverture pour donner au lecteur une idée et un avant goût de l'ouvrage.

Lettre du médecin en chef de l'armée du Tyrol, à Garibaldi

Cher Général,

Le docteur Alibran, qui m'est envoyé par vous et le ministre, vient d'arriver.

J'ai apprécié les qualités scientifiques et les sentiments distingués de ce médecin, et je lui ai proposé, en le nommant d'office président, de s'entendre avec le docteur Appia, membre du comité de Gênes, et de diriger ensemble l'organisation, en union des dames bienfaitrices qui suivent l'armée d'escadres volantes, de secours pour les jours de bataille et pour les hôpitaux.

Il sera aussi chargé des épidémies cholériques ou autres, qui pourraient se produire dans l'armée.

J'espère, en agissant ainsi, avoir exécuté vos ordres et répondu à votre désir de mettre à profit la bonne volonté et les moyens distingués du docteur Alibran.

Votre,
Augusto Bertani
Député, médecin en chef de l'armée du Tyrol.

Florence, 1ᵉʳ décembre 1882

Très cher Collègue,

Vous voulez bien m'adresser en lecture votre traité du Choléra, et vous me faites l'honneur de me demander une appréciation : elle sera courte.

Je l'ai lu, relu, et je crois que je le relirai encore, tant votre façon d'écrire la médecine en même temps qu'elle instruit, est attachante, votre style est limpide, élevé, imaginé ; on marche a votre suite sans embarras, ni fatigue et votre ouvrage sur une question si intéressante, sera lu et compris par les gens du monde comme par les médecins.

Dans un temps comme le nôtre ou tout le monde veut s'instruire, où les sciences tendent à se vulgariser, n'est-ce pas un réel mérite de débarrasser la médecine de son jargon scientifique, de la faire descendre de ses hauteurs dans le domaine public ?

Vous avez ce talent ; je vous en félicite. Votre livre est un bon livre qui sera lu de tous, et je n'ai pas besoin de lui souhaiter, ni de lui prédire un réel succès.

Les bons livres on leur destin, *habent sua fata libri*.

Votre bien ami,

Bertani

Député de Florence, médecin en chef de l'armée du Tyrol.

DÉFINITION

—

Le Choléra est un poison subtil, insaisissable à l'analyse.

Il s'échappe des marais fangeux de Surate, des flaques d'eau putrides et des alluvions que, sur tout son parcours, le Gange, dans ses débordements, abandonne sur ses rives.

Comme la fièvre pernicieuse s'échappe des marais pontains de la campagne de Rome et de la Sologne.

Comme la fièvre jaune des terrains infectieux de Panama.

Il se répend dans l'air comme une vapeur infecte.

Comme l'oïdium, les vents l'emportent et le traînent à la surface du globe.

Il pénètre avec l'air dans nos vêtements, dans tous les tissus et dans toutes les matières, que le trafic transporte d'un bout du monde à l'autre.

Un cadavre de cholérique et une ville dans laquelle l'élément perfide a pénétré sont les foyers de multiplications et d'infections d'où il sirradie.

Je l'ai comparé à un ouragan [1] qui passe dans

---

[1] Dans l'Inde le choléra s'appelle haouwa (ouragan).

la forêt humaine, et ne jetta à terre que les arbres vermoulus.

C'est, qu'en effet, une débilité générale ou partielle de l'économie ou la frayeur sont les portes ouvertes à cet ennemi. En veut-on une preuve terrible, 40,000 indiens effrayés par le fléau qui, de Calcutta gravissant la montagne pour aller conjurer Alah dans son temple ; il n'en revint que 6,000 : le reste avait été foudroyé en montant et en descendant.

DISCOURS PRÉLIMINAIRE

sur l'Homme et sur l'Essence des Maladies

—

Avant d'aborder l'étude de la maladie qui fait l'objet de ce travail, je crois indispensable de jeter un coup d'œil philosophique sur l'homme, d'énumérer les divers éléments dont il se compose, d'en étudier la structure générale et le jeu.

Cet enseignement élémentaire et premier me paraît une clef nécessaire surtout à celui qui voudrait s'engager dans ces voies sans connaissance aucune et sans motions acquises sur l'organisatiou *des êtres vivants*.

Et d'abord, l'homme est *esprit* et *matière*.

L'homme matériel se compose *d'organes, d'appareils, de systèmes*.

Les *organes*, parties destinées à exécuter certaines fonctions, tels : le foie, le poumon, les reins.

Les *appareils*, réunions d'organes concourant à l'accomplissement de fonctions plus générales, telle la digestion à laquelle contribuent toutes les parties du tube digestif et les glandes annexes.

Les *systèmes*, enfin, circulatoires nerveux,

Sympathiques, éléments généraux épars dans le champ de l'organisme contribuant avec le tissu propre à la formation de chaque organe, les ralliant tous de manière à former l'individualité des êtres.

Voilà l'homme MATÉRIEL.

L'homme IMMATÉRIEL présente aussi trois éléments distincts.

L'intelligence, les sentiments, l'instinct.

L'intelligence, qui l'élève au premier rang dans l'échelle des êtres créés.

Les sentiments, liens secrets et mystérieux qui le mettent en harmonie ou en désaccord avec le reste des êtres.

Les instincts, voix intérieures et cachées chargées d'exprimer à la raison les besoins de nos organes.

Voilà tous les éléments dont l'ensemble constitue l'être vivant.

Mais une division non moins lumineuse pressentie de longtemps et établie par Bichat envisageant cet ensemble d'un autre point de vue fait de l'homme un composé double et le considère comme formé de deux pièces juxtaposées, de deux vies enfin, dont l'une serait la base, l'autre le produit brillant. Il les a nommées, vie *végétative* et vie *animale*.

Cherchons ce que cette distinction peut avoir de réel.

J'ai d'abord une intelligence destinée à me mettre en rapport avec l'univers et tout ce qui m'entoure. Je vois, je juge et je fuis, ou j'approche, suivant l'impression et la détermination prise par mon esprit.

Voilà la vie animale *ou des rapports*... ses caractères essentiels sont la *volonté*, la *liberté*.

La seconde, dite VIE VÉGÉTATIVE *basique mutritive, et cette action lente,* méthodique et régulière de nos organes intérieurs. La volonté n'a aucun empire sur elle et la providence a jugé prudent d'en soustraire la marche à nos caprices. Ainsi, mon cœur bat et j'ai beau lui ordonner de cesser, il continue. [1] Mon estomac, mes intestins, mon foie, mes reins, tout cela travaille, accomplit sa tâche sans que j'en sache rien, sans que j'y puisse rien et dans un accord harmonique parfait.

Il y a donc en moi deux modes, deux manifestations d'être, deux vies enfin.

L'une dont je suis le maître, l'autre qui échappe à ma volonté.

Le sommeil rend bien évident encore cette distinction. Quand je dors, l'une repose, l'autre veille. La vie volontaire a cessé un moment.

La vie involontaire continue sa course, et le cœur, l'estomac, le foie, les reins, toute cette vie intérieure, enfin, se soutient comme pivot fondamental de l'existence.

Ainsi la persistance et la régularité à l'une, et à l'autre l'inconstance, l'irréguralité, le tumulte des idées et des passions.

A celle-ci la raison, l'intelligence pour guides.

A celle-là, les instincts, les besoins.

Quelle admirable clef pour le philosophe et le moraliste que cette séparation des deux éléments de l'homme, mais à chacun aussi son système nerveux propre et distinct.

A la vie intelligente le cerveau, la moëlle et les nerfs qui en procèdent.

---

1 On cite cependaut l'amiral Nelson, qui pouvait à volonté alentir, précipiter ou suspendre les battements de son cœur.

A la vie nourricière le grand sympathique et ses ganglions centraux, système nerveux épars dans le champ de l'économie, mystérieusement caché autour des organes, présidant, comme une âme particulière à l'action de chacun d'eux, les liant, les entretenant dans une solidarité harmonique et mutuelle.

Cette distinction déjà si rationnelle de la vie des organes et la vie de l'esprit admise, le siège des instincts et de l'intelligence reconnu, où donc placer les sentiments, les affections, les afflictions ?

Serait-ce dans le cerveau ? A côté de l'intelligence et du jugement, comme le pensaient Descartes et Galle.

Mais un homme peut avoir beaucoup d'esprit et point de cœur; un autre beaucoup de cœur et pas d'esprit.

Mais les animaux, au-dessous de l'homme par les facultés de l'entendement, le surpassent ou l'égalent en sentiments, et le malheureux désabusé du monde et battu par les orages, n'a souvent plus qu'à chercher parmi eux l'ami fidèle, l'attachement et la pitié que lui refusent ses semblables.

Les sentiments sont donc distincts de l'intelligence et la nature qui leur a départi un rôle si nécessaire et si consolant dans cette vie mortelle, a voulu que tout en tenant de l'esprit par leur essence subtile, ils eussent une base plus fixe, plus solide. Aussi n'ont-ils avec le monde capricieux et changeant des idées, qu'un commerce éloigné et libre.

Cette distinction faite; mais leur siège où est-il ? — la nature me répond encore.

Un enfant tombe en péril, sa mère l'aperçoit,

se précipite à lui sans calcul. Le danger passé, elle ressent, elle accuse un bouleversement intérieur dans le lieu même où ce petit être a pris vie. Pour se calmer, ce n'est pas sur son front c'est sur son cœur, c'est sur son sein, qu'elle le presse et je dis en la voyant, quelles entrailles de mère ! ! !

Mais le chagrin m'oppresse, les sanglots m'étouffent, je soulève avec peine ma poitrine que tout à l'heure la joie et le bonheur faisaient palpiter d'aise.

Les sentiments ont donc leur source dans les entrailles, ils tiennent de la nature des instincts, ils sont comme eux spontanés, irréfléchis et si avec Pascal je les veux disséquer, n'en arriverai-je pas en dernière analyse au *moi intérieur*, et presque matériel. Ce sentiment même si sublime et si tendre qu'on appelle *amour*, puis-je bien le détacher entièrement des sens et de la matière. J'ai beau l'idéaliser, si je cherche à briser ses liens visibles, *Abeilard* me répond, et après cette mutilation barbare qui lui ravit le nom d'homme, son amour n'est plus qu'un culte de mémoire, il écrit encore à Héloïse, mais ses élans vers elle ne sont qu'un froid sacrifice au passé dont il a gardé le souvenir. On n'aperçoit plus dans son cœur qu'un feu languissant comme ces lampes qui veillent près des morts, pendant que sa malheureuse amante dans la solitude du Paraclet, brûle et se consume en disputant à la religion sa victime [1].

Les sentiments sont donc des essences à demi

---

[1] La lettre si brûlante et si belle d'Usbec à Rhedy dans les lettres persanes n'est pas l'œuvre de l'eunuque noir, mais de Montesquieu jeune et passionné.

pures, serpents symboliques ayant queue im-monde et tête d'ange, cachant leur corps dans la boue des organes, élevant leur tête à l'esprit, alliage étrange de force et de faiblesse, malheureux enfants nés de l'union entre l'esprit et la bête, reniés par la raison froide, aimés par la nature et qui peut-être ne nous sont si chères qu'à cause de leurs infirmités.

Oui, les sentiments ont leur source dans les entrailles, et heureux qui ne l'a pas senti avant d'y réfléchir, heureux qui sous le vent de l'adversité ou des chagrins, n'a pas subi ces tempêtes intérieures qui bouleversent les organes jusque dans leur plus secrète profondeur, et souvent après ne leur laissent plus qu'une végétation languissante comme le chêne que la foudre a frappé.

C'est donc à côté du foie, de l'estomac, des intestins, du poumon, des organes les plus grossiers que siégent réellement les sentiments, les affections, les afflictions, et avant que *Bichat* fut né, avant qu'il eut disséqué le grand sympathique et placé là le centre des sensations affectives et afflictives, la philosophie avait déjà relégué les passions dans la région infime des organes, *Pithagore, Saint-Augustin, Saint-Paul* le pensaient ainsi. *Aristote* et *Platon* lui-même distinguaient dans l'âme, une partie paisible, sublime, raisonnable, élevée au cerveau comme dans une Olympe au-dessus des nuages et des orages, et une autre plus grossière, plus abjecte, concupiscible, cédant aux mouvements et aux séductions de la chair, âme corporelle, enveloppe et ombre de l'âme immortelle, reflet obscur de l'âme divine qui seule pense et regarde en haut, pendant que l'autre veille en bas à la garde et au gouvernement de la bête.

Ce n'est donc pas en qualité d'être intelligent, mais sensible que l'homme éprouve dos passions, aussi Stahl les définissait-il des conclusions prématurées de notre esprit sans règle ni raison.

Hyppocrate lui-même faisait dériver la prudence du sang. Boerhawe appelait les passions une agitation des esprits vitaux. Barthès un mouvement du principe vital, qu'il distinguait avec soin de l'âme.

Ainsi, on le voit, les sages, les penseurs, les philosophes de tous les âges ont admis cette distinction des sentiments et de l'intelligence ; et quand il s'est agi de leur assigner un siége, ils ont placé l'intelligence au sommet de l'être et relégué les sentiments, les passions dans le domaine de la matière, D'ailleurs n'a-t-on pas dit de tout temps dans le langage vulgaire :

> Il a du cœur
> Elle a des entrailles de mère
> Il se fait de la bile
> Il rit à se désopiler la rate.

C'est qu'il y a des vérités instinctivement senties de tout temps et à l'évidence desquelles la science n'ajoute rien [1].

Sans doute ce mélange sacrilége de sentiments et de matière, de choses saintes et de choses impures me répugne à penser ; mais la vérité est là, et dans ce drame qu'on appelle Choléra, en même temps que par débris s'écroulera la machine,

---

1 On peut encore ajouter à l'appui : que la tristesse est un des caractères essentiels des affections du ventre ; que les illusions, l'espérance sont liées assez souvent à l'état poitrinaire ; mais cette disposition ne tiendrait-elle pas à la fièvre lente qui, en consumant le malheureux, excite son cerveau.

que se dérouleront sous nos yeux les troubles des fonctions les plus abjectes, nous verrons l'âme animale s'agiter, s'abattre, succomber enfin avec le sentiment de la perte et des biens si chers qu'il lui faut laisser ; tandis que sur la même scène, à côté l'esprit restera pur et lumineux, spectateur impuissant et calme de cette ruine profonde.

Ici donc ressort encore dans tout son jour cette triple distinction des organes, des sentiments de l'esprit.

Elle était de longtemps la base de mes doctrines philosophiques ; elle suffisait à m'expliquer le système de l'homme. C'était ma lumière au sein de ses ténébreux abîmes quand rencontré tout à coup par cet ouragan terrible [1] si singulier, si mystérieux dans sa nature, si peu conforme aux lois ordinaires de la pathologie, je tremblais qu'elle s'éteignit. Mais je l'ai vue briller d'un nouvel éclat et me laisser entrevoir ce qu'il est possible de saisir.

Ce flambeau, je l'offre en entrant à ceux qui voudront m'accompagner, et ils verront avec moi que le Choléra n'est pas une maladie de tel organe ou de tel autre ; que s'abusent ceux qui arrêtent leur regard à la matière ; que si le sol est bouleversé, c'est dans la lutte ; mais que la lutte a lieu entre un principe et un principe, entre une force et une force ; que la serre qui l'étreint et l'étouffe est aussi invisible que l'esprit vital lui-même, véritable lutte de Jacob et de l'ange dans la nuit.

Telle est ma doctrine du Choléra.

L'ensemble de ses symptômes et leur nature physiologiquement interprétés, ne permettent pas,

---

[1] En Perse on appelle le Choléra haouwa (ouragan).

je crois, de le considérer autrement que comme un grand désordre nerveux dans le centre de ce système sympathique, à la fois régulateur des viscères et siége des passions. Enfin pour parler le langage philosophique comme une lutte entre un ennemi subtil et cette âme animale, particulière que Vanhelmont appelait archée, principe directeur et conservateur de l'économie, et que Buffon plaçait avec lui au centre phrénique.

Mais cet ennemi invisible et subtil dont j'ai pu préciser le point d'attaque, quel est-il donc ?

Sur ce point comme sur bien d'autres, nous sommes réduits à des hypothèses, à des suppositions et je répondrai : je n'en sais rien. Cet aveu d'ignorance et de faiblesse ne me coûte pas à confesser, car pour dissiper les ténèbres ; pour déchirer le voile mystérieux jeté sur tant de choses, ce n'est certes, ni le temps, ni les efforts, ni l'intelligence qui ont manqué à l'homme. Depuis les premières misères de l'humanité que de génies puissants, que de philosophes, que de cœurs dévoués, combien de générations instruites ont illustré la médecine à tous les âges ; les uns ont suivi pas à pas le sentier épineux et difficile de l'observation, d'autres emportés par le vent de l'inspiration, se sont placés sur ces hauteurs d'où l'œil embrasse et saisit mieux l'ensemble des choses, d'autres encore investigateurs zélés et froids ont tentés sur les animaux vivants des expériences ingénieuses, enfin par toutes les voies l'homme s'est jeté à la recherche des secrets de la nature.

Et d'où vient cependant que tant de doutes existent encore ? hélas ! si peu qu'il veuille jeter les regards autour de lui, l'homme, si présomptueux qu'il soit, reconnaît vite sa faiblesse. Il comprend qu'une petite portion de cet univers lui a été révélé, qu'il y vit dans d'étroites limites entre le berceau et la tombe et que son mystérieux désir de connaître contraste avec l'imperfection de ses sens.

Pendant ces nuits si pleines de majesté et de silence, élève-t-il son front vers le ciel, les flots d'une lumière douce et diffuse, comme la voie lactée, lui trahit l'existence de millards de mondes, mais si loin placés, qu'ils lui sont invisibles ; et ces mondes que sont-ils ? Qui les peuple ? Qui les anime ? Et par delà ! Qu'y a-t-il encore? Et à ses pieds, que de merveilles ! Quelle surprise, quand l'œil armé d'un instrument grossissant, il s'aperçoit que le corps le plus imperceptible est un globe où s'agitent et se meuvent avec des déterminations intelligentes et volontaires, des milliers d'êtres dont les formes capricieuses et bizarres étonnent son imagination ; et ces êtres ont donc des muscles, des os pour se mouvoir, des organes intérieurs pour entretenir leur vie si courte qu'elle soit ! Ils ont donc aussi des instincts, des passions, une âme animale ?

Qui me dira aussi le point où s'arrête la division de la matière ?

Quelle est la forme et la propriété de l'atôme primitif, de la fibre élémentaire ?

Le corps le plus vulgaire, le plus palpable, en savez-vous la nature intime, l'agencement moléculaire et l'élément premier ?

En quoi consiste les parcelles odorantes des fleurs et les parfums que m'apportent la brise, quels sont-ils ?

Qu'est-ce que la poussière qui féconde les plantes à distances ?

Quelle est la parcelle odorante qui conduit le chien à la recherche, non de mille autres qui l'auront croisé, mais de son maître qu'il a perdu et qu'il retrouve à la trace de ses pas?

Et ces effluves et ces émanations des êtres, l'aimant, le magnétisme, la chaleur ?

Evidemment le fond de toutes choses est un abîme où l'œil se perd. Ainsi disait Montaigne, les extrémités de nos perquisitions tombent en éblouissements.

Que d'hommes cependant présomptueux et vains s'imaginent connaître tout ce qu'ils voient, tout ce qu'ils touchent, tout ce qui les entoure, si je raconte, avec admiration et surprise, à celui-ci que des grains de blé trouvées dans des tombeaux égyptiens, et ayant plus de 3.000 ans de date confiés à la terre ont poussé et produit; c'est tout simple, me dit-il, la chaleur et l'humidité du sol les ont fait germer. Si je demande à cet autre pourquoi l'œuf devient poulet, il me répond sans hésiter, comme l'interlocuteur de Malbranche, c'est la chaleur de la poule... cela est clair !

Etrange légèreté de l'esprit humain qui, glissant ainsi à la surface des choses, croit avec orgueil les connaître et les comprendre, hélas! nous vivons, nous respirons, nous marchons au sein des mystères. Tout est autour de nous doute, illusions, nuages, vapeurs, abîmes.

Je ne sais, disait Newton mourant, ce que la postérité pensera de mes travaux; mais, il ma semblé que je n'ai été qu'un enfant, jouant au bord de la mer et trouvant tantôt un caillou un peu plus poli, tantôt une coquille un peu plus brillante, pendant que le grand océan de la vérité s'étendait inexploré devant moi.

Mais, si je rentre en moi-même, et que je m'interroge encore; Qui donc ordonne à mon cœur de battre, à mon cerveau de penser, à mon estomac de digérer ?

Qu'est-ce que cette opération intime de la digestion qui renouvelle et entretient mon être ?

Qu'elle secrète intelligence conduit ces matériaux par cent chemins divers et les répand dans le champ de l'organisme ?

Qu'elle est la loi qui préside à la solidification du sang de cette chair coulante, à son dépôt intelligent et régulier dans chaque point de mon être ?

Pourquoi cette loi d'équilibre en vertu de laquelle une molécule part, quand l'autre arrive ?

Ne serions nous donc, que des machines à décomposition, plus ou moins brillantes et variées, jetées sur la terre pour servir à la transformation des choses et à cette loi du mouvement perpétuel et des métamorphoses de la matière ?

Qui crée ma chaleur, mon mouvement, ma vie ? Et cette vie, produit merveilleux de tant de rouages enlacés, qui donc en maintient la parfaite harmonie ?

Evidemment je suis un énigme à moi-même. J'ignore ma naissance, la raison de mon être, ma fin. J'ai beau m'armer d'un scalpel, d'un instrument grossissant, je ne fais que marcher de merveilles en merveilles, et puis je me sens arrêté.

Ces organes dont j'ai pu voir la forme, mesurer les contours, reconnaître la grossière texture, je n'en puis saisir la trame intime. Nerfs, vaisseaux, fibres, tout me fuit pour s'enlacer, s'unir, se marier suivant des proportions, en un ordre et des lois que j'ignore.

Et cependant, c'est là qu'est le secret de toutes choses ! je l'entrevois, je le touche.

Mais ! c'est là que Dieu s'est caché à nos regards comme il s'y dérobe dans l'infini, si l'homme pouvait toucher ces deux extrêmes et déchirer le voile, il verrait Dieu.

Ainsi ce que je sais de mon être n'équivaut donc pas à ce que j'en ignore. J'ai beau l'approfondir, si pour y descendre je laisse tout orgueil à la porte de cet abîme, à chaque pas je m'écrie avec Socrate : *je sais que je ne sais rien.*

Sans doute la recherche de ce point extrême, de cette raison ultime, de cet absolu dans les choses, est le point le plus élevé, le plus digne que puisse se proposer la philosophie ; et pour rentrer, dans mon sujet, celui-là rendrait un grand service à la médecine qui pourrait ainsi préciser les causes, l'essence et la nature intime des maladies.

Ce serait un pont jeté sur le vide.

Dans la partie malade, j'observe bien des modifications sensibles, un changement de forme, de volume, de composition dans le tissu. L'organe est engorgé, ramolli ; modifié et vous me jetez orgueilleusement les mots : inflammations, vices, cachéxies, virus, état tuberculeux, scorbutique, syphilitique, mais le mode en vertu duquel l'organe a été troublé ? Mais la raison d'agir des causes ?

Pourquoi la cause détermine-t-elle invariablement son effet ? Pourquoi plusieurs effets résultent-ils d'une même cause ?

Pourquoi plusieurs causes produisent-elles le même résultat ? Quelle est la chaîne invisible de succession des choses dont la dépendance est aussi évidente, mais aussi cachée que le rapport entre la volonté et le mouvement ?

Que de chaînons, que d'anneaux faut-il ainsi

parcourir pour arriver jusqu'au point visible et tangible !

Quelles sont ces lois mystérieuses de relation, de procession, de dépendance, de réciprocité harmonique et mutuelle, desquelles on ne peut rien nier, rien affirmer ?

Ainsi ni la texture élémentaire de l'organe, ni le principe morbide, ni la raison, ni le mode d'action des choses les unes sur les autres, vous ne m'avez rien fait voir. Je ne connais ni le théâtre de la lutte, ni son esprit, ni les ennemis en présence ; un nuage épais de poussière dérobe tout ce combat à ma vue et vous me donnez ce nuage pour la réalité ! Je ne puis l'admettre et je dis que par delà, il y a quelque chose encore, quelque chose, de si peu saisissable que les atômes crochus de Pythagore, et qu'avec Hyppocrate j'appellerai surnaturel et divin.

Qu'on détourne la vue de ces objets, qu'on les traite de chimères, qu'on ne veuille pas leur accorder place dans l'entendement, parce qu'ils n'ont pas commerce avec nos sens, c'est pousser le scepticisme trop loin.

L'existence et la réalité des corps ne sont pas nécessairement liés à notre vue étroite et bornée. Ceux qui lui échappent ont aussi bien leur place dans l'univers que les globes les plus volumineux; Et si abstraite, si cachée que soit une cause, les effets sont là qui m'en démontrent l'évidence.

Ainsi que je cherche en moi, que je m'agite hors de moi, il existe un univers qui échappe à ma curiosité. Partout la nature mystérieuse et cachée nous voile ses ouvrages et s'il est une occasion légitime de rappeler à l'homme son ignorance et sa faiblesse, n'est-ce pas l'étude de ce fléau mystérieux et terrible qui s'introduit en nous comme un génie invisible et malin et disparaît sans laisser quelque fois trace de son passage.

De ce qui précède, il est facile de conclure que je ne suis pas matérialiste. Non, je n'appartient pas à cette école dite *positive* qui ne voit en nous qu'organes et matière, non, je ne suis pas avec vous, prétendus esprits forts qui vous en allez pesant, palpant, percutant, auscultant, mesurant nos contours, traitant l'homme vivant comme un cadavre pour vous donner les airs de profonds observateurs et vous retirer ensuite, croyant avoir tout vu, tout appris, tout pu dire.

Je suis de l'école dite *animiste*.

L'homme est autre chose pour moi que matière.

Il y a en nous une vie, un cœur surtout à côté de la fibre, il y a quelque chose qui l'anime, qui fait sa force, la soutient. Tout dans l'homme depuis les conceptions de l'intellect, jusqu'au dépôt obscur et moléculaire du sel dans les os, est soumis à une force, et cette force de laquelle tout procède, c'est l'âme et la vie de notre monde étroit et périssable comme Dieu est l'âme et la vie de l'univers.

Ainsi je suis spiritualiste en médecine.

Sans doute on me dira qu'envisager mon art à ce point de vue, c'est trop l'élever, que c'est agrandir son domaine aux dépens des sciences métaphysiques ; mais qui voudra, par l'étude comme dans l'application, dissocier les divers éléments dont l'homme se compose, n'aura jamais qu'une idée imparfaite ou fausse de sa nature.

La vie n'est-elle pas le résultat et le jeu brillant de cette union merveilleuse ? L'homme n'est ni bête, ni ange : il est le chaînon entre l'un et l'autre. Il tient de la nature des deux, et sa véritable perfection terrestre comme sa santé ne sont que le balancement juste des pouvoirs entre son corps, son cœur et son esprit. Que si l'équilibre et l'harmonie se rompent entre les membres de ce triumvirat, nous tombons dans le gouvernement personnel et des trois, je ne sais qu'elle est la meilleure des tyrannies.

L'épais et stupide béotien, écrasé sous la matière n'a que des jouissances brutales, sans plaisirs délicats, ni joie d'esprit.

Celui qui a trop de cœur, au milieu de ses sentiments et de ses passions, ressemble souvent aux imprudents compagnons d'Ulysse qui crevèrent les outres d'où sortit la tempête.

Les grands génies, les poètes, âmes exilées et prisonnières, s'usent et se consument au sein de cette fièvre d'idées et des aspirations brûlantes qui les ravissent sans cesse, dans la région nuageuse des esprits purs [1].

Heureux le bûcheron qui prend de l'eau bénite quand le tonnerre gronde et chante en travaillant. Il ne connaîtrai point sa paix et je passerai comme lui [2].

Ainsi, on le voit, pour être heureux ici-bas, les trois choses qu'il fant à l'homme sont : un corps solide, un cœur honnête et paisible, un esprit assez élevé pour comprendre, pas trop pour mépriser cette terre et y souffrir.

Voilà les biens, les seuls réels, les seuls qu'il faille envier, et la science qui nous apprend à les

---

[1] Platon, Ampédocle, Pascal, les plus beaux génies, et par oppositions les paysans et les artisans bornés, sont sujets à la mélancolie et aux affections hypocondriaques.

[2] Auteur d'Obermaüm.

chercher, à les connaître, c'est l'hygiène. Elle envisage l'homme sous ce double aspect de ses principes immatériels et de sa nature physique.

Elle comprend l'éducation, la morale, les lois du corps, parce que l'être est un tout harmonique et sans distinction.

Elle élève l'homme à cette perfection physique et morale, et à cet équilibre trinitaire qui lui garantit la santé.

Elle est donc la science souveraine.

Elle est le levier puissant qui soulèvera la race humaine de cette dégradation où l'ignorance, les passions et la misère des siècles l'ont laissée tomber.

Sans elle, sans sa puissance, sans ses bienfaits de chaque jour, sans le rôle immense qu'elle est appelée à jouer dans l'avenir des sociétés, la médecine perdrait sa place au rang des sciences exactes. Elle ne serait plus, comme le dit Boerhawe, rien autre chose que la consolation de l'esprit [1], art compatissant qui guérit peu ; soulage toujours, sublime mensonge en harmonie avec la faiblesse humaine, et placé par la Providence au chevet du mourant comme pour lui dérober la vue de cet abîme où tout va s'engloutir et que le sage lui-même, à sa dernière heure, ne peut regarder sans frémir.

---

[1] Sœpe medicina nihil est aliud quam animi solatio.

Orléans. — Imp. P. MASSON, place du Martroi.

OUVRAGES DÉJA PUBLIÉS PAR L'AUTEUR

Enseignement de la Physiologie.

L'Anatomie réduite en Tableaux.

De l'Influence du luxe sur le développement du système nerveux et sur les Maladies des Femmes.

Traité de l'Emploi méthodique et physiologique de l'opium.

Rapport sur les Fumiers présenté aux académies de de Londres et de Berlin, par M. DE HUMBOLD.

Mémoire sur la Péritonite puerpérale.

Mémoire sur la Respiration dans les animaux et dans les végétaux.

Monographie de l'Ostéomalacie.

De la Cristallisation des Sels ou des êtres organisés et vivants.

Traité des Trombes, des Cyclones, des Coups de vent, des Tempêtes et des Ouragans.

Lettres sur le Tyrol et l'Italie à Mlle Alexandre Dumas.

Traité de la Dyssenterie.

Le Choléra, 800 pages.

Influences des alcooliques sur l'organisme.

Les Adorateurs du feu dans l'Inde.

www.ingramcontent.com/pod-product-compliance
Lightning Source LLC
Chambersburg PA
CBHW060502200326
41520CB00017B/4883